Emagreça comendo: Pratos para todos os dias.

Vicente&Cruz

DEDICATÓRIA

Insira o texto da dedicatória aqui. Insira o texto da dedicatória aqui. Insira o texto da dedicatória aqui. Insira o texto da dedicatória aqui. Insira o texto da dedicatória aqui. Insira o texto da dedicatória aqui. Insira o texto da dedicatória aqui. Insira o texto da dedicatória aqui. Insira o texto da dedicatória aqui. Insira o texto da dedicatória aqui.

CONTEÚDO

AGRADECIMENTOS

Agradeço o empenho e dedicação de minha esposa por suportar uma decisão difícil como a vida fitness para ela e para família, toda sua paciência em me aguentar horas a frente do computador a fim de criar um livro que contenha tudo aquilo que aprendemos na cozinha juntos.

1 A DECISÃO

Ao comprar esse livro você tomou uma grande decisão e muitos
Podem ter sido os fatores que o levaram a tomar esta decisão.

Provavelmente assim como eu você já deve ter testado de tudo para perder medidas, jejum intermitente, agua com gengibre, low carb e dunkan, e na verdade os únicos resultados que você provavelmente colheu foi o efeito sanfona.

Por anos eu tentei emagrecer e reconquistar o corpo da juventude sem qualquer sucesso mesmo quando assessorado por nutricionistas não conseguia conquistar meus objetivos.

Na maior parte das vezes o plano nutricional era eficiente porém muito restritivo, cheio de alimentos pouco saborosos, como aveia linhaça entre outros, que raramente me deixavam feliz em estar se alimentando, não que isso seja uma regra;
Nem sempre temos que ficar felizes com o que ingerimos, apenas satisfeitos e saciados, porém comer algo que não gosta é realmente pouco satisfatório e em via de regra nos leva a abandonar nossa dieta.

Neste trajeto vivia o que chamo de montanha russa, durante uma semana me alimentava como um cavalo, comendo apenas folhas secas e na outra semana como um Leão devorando quilos e mais quilos de carne e depois indo a forra e abandonando a dieta completamente. Não conseguia me manter firme e muito menos focado em um objetivo e o pior meu desempenho nos treinos eram pífios, quando me alimentava de forma "vegetariana" ficava fraco e sem vontade quando saltava nos braços do "lixo" ficava indigesto e cansado.

Assim passei 4 anos de má alimentação e sedentarismo e realmente engordei muito.

Precisava dar uma nova guinada e literalmente não consigo viver me alimentando apenas de folhas ou peito de frango com batata doce, foi neste anseio de comer e emagrecer que conheci diversas dietas e que decidi optar por uma reeducação alimentar, o foco da reeducação não é emagrecer em si e sim ficar saudável, na busca pela reeducação encontrei o que chamam de dieta flexível, eu chamo apenas de comer bem e saber controlar as calorias, mais afrente irei falar o que é essas calorias, e foi assim que consegui emagrecer comendo carne, tomando café, jantando, comendo arroz e até alguns doces eventualmente.

Então veja este livro como sua decisão final também, de finalmente emagrecer com saúde, durante minha etapa de emagrecimento cai num mundo de poucas opções e sabores e dentro disso lutei por aumentar os cardápios de forma a conseguir comer de "tudo" e ser feliz, após conseguir fazer mais de 200 pratos e 500 variações resolvi compilar parte disso num livro e disponibilizar para quem deseja emagrecer e não quer comer apenas batata doce e alface todo dia.

Este livro não substitui um médico e um nutricionista, ele é um guia que de ajudará a diversificar seus pratos e assim conseguir manter sua dieta sem precisar de dia de lixo ou escapadinhas.

Com ele você vai perder de 2- a 5 kg por mês de gordura, comendo sua comida favorita e sendo extremamente feliz.

Espero que aproveite cada pagina deste livro onde além das receitas forneceremos dicas importantes e detalhes que facilitam o emagrecimento. Corte menos e inclua mais, coloque mais alimentos saudáveis e pense menos no que deve retirar.

Dou a dica de deixar 2kg de peito de frango desfiado refrigerado na geladeira sem tempero, este coringa te dará sempre proteína limpa e opções de lanches rápidos nas emergências.

2 FORMULA DO EMAGRECIMENTO

Existe sim uma formula do emagrecimento e ela é bem básica, para emagrecer você precisa estar em déficit calórico ou seja precisa dever calorias ao final do dia, consumir menos calorias do que eventualmente gasta.

Caloria é quantidade de calor que o alimento fornece após ser digerido e metabolizado pelo nosso organismo. Ou seja, quando nos referimos às calorias de um alimento, estamos falando da quantidade de energia que este alimento é capaz de nos fornecer.

A energia proveniente dos alimentos é fundamental para o funcionamento do nosso organismo. Durante o dia precisamos suprir nossas necessidades energéticas e nutricionais, necessidades essas que variam de indivíduo para indivíduo.

Em média uma pessoa necessita de 2000 mil calorias para se manter no peso ideal este valor é diário e muda de pessoa para pessoa, te ensinarei a calcular linhas abaixo, vamos nos concentrar em entender por que alguém ganha peso ou perde.

Suponhamos que você precise de 2000 mil calorias diárias para se manter no seu peso atual que digamos seja 50kg, você iniciou seu dia e no seu café da manhã decidiu ingerir uma barra de chocolate maravilhosa da sua marca favorita, estas barras em média possuem 600kc por 100g e uma barra tem 125g, para calcular quantas calorias ingeriu basta multiplicar 600x 1.25 (calorias vezes a nova quantidade de gramas após dividir por 100), isto dá 750 calorias, e veja você acabou de acordar e provavelmente ainda comera mais então vamos pular diretamente para o almoço.

No seu almoço você decidiu reaproveitar aquela pizza de ontem e comeu duas fatias e somou ao seu dia mais 840 calorias, provavelmente em 2 horas você estará morrendo de fome pois tudo que você consumiu até agora é muito "leve" e praticamente não sustenta então lá pelas 16 horas você decide lanchar e pensa em algo leve, então você pega duas fatias de pão integral e coloca duas colheres de nutela no meio e lá se vai mais 400 calorias, não perca as contas até o momento você não ingeriu nem 1kg de comida porém mais de 1990 calorias! Se na sua janta você comer um prato pequeno de macarrão e um bife grelhado super saudável você irá ingerir mais 500 calorias, deixando de sobre no seu dia 500 calorias, está calorias sobrando vão virar gordura no seu corpo principalmente devido a maior parte dela ser açúcar, porém mesmo se fosse apenas grãos você iria ganhar peso.

Segundo a medicina atual cada 7000 calorias reflete um kg de pura gordura corporal, portanto mantendo sua alimentação assim você ganha até 500g de gordura por semana!

Viu por que é tal fácil engordar.

Emagrecer é a mesma coisa porém ao invés de ingerir 2000 mil calorias você teria que ingerir um pouco menos para ficar devendo calorias, recomendo algo sempre de 10 até 20%. Neste caso você deveria ingerir 1500-1600 calorias por dias para perder 500g de gordura por semana, provavelmente a balança ira refletir peso maior, pois irá perder líquidos também. Agora que você já sabe o que deve fazer vamos colocar a mão na massa(não na massa da pizza), precisamos saber quantas calorias você gasta por dia, para isso acesse este site: https://tdeecalculator.net Ele está em inglês mas não é nada difícil de mexer.

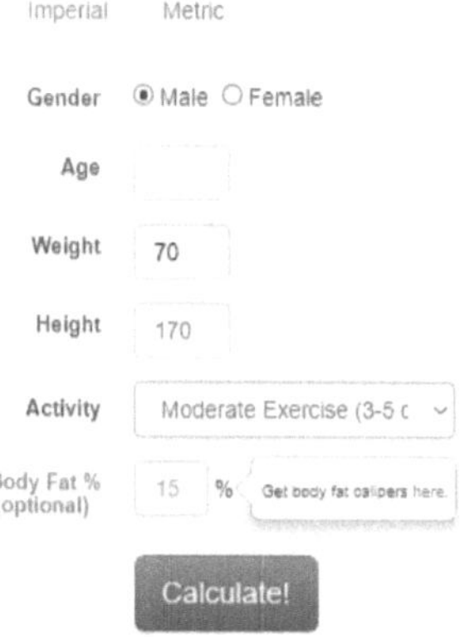

Exemplo acima.

Ele irá te fornecer um valor para manutenção de peso que nesta simulação foi de 2200kc e também uma tabela de macros (quantidade de macronutrientes) para emagrecer com saúde, se quiser mais detalhes do que é macro nos siga no instagram dr.magraem2019.

Moderate Carb (30/35/35)	Lower Carb (40/40/20)	Higher Carb (30/20/50)
146g protein	195g protein	146g protein
76g fats	87g fats	43g fats
170g carbs	97g carbs	243g carbs

Escolha a primeira opção de macros.
É vital e não há como evitar, agora você precisará de uma
balança para pesar todos os alimentos que você irá ingerir, para
poder descrever os macros da sua dieta, e de um aplicativo para
fazer a soma sem precisar recorrer ao papel e caneta.

Se utiliza Iphone baixe o myfitnesspal na Applestore, caso use
android baixe o mesmo ou o Macros na playstore(prefiro
este).

E toda vez que fizer um de nossos pratos você irá pesar cada
um destes itens e inserir dentro do seu aplicativo, ambos
aplicativos são simples de se mexer e você não sentirá qualquer
dificuldade em utilizar.
Claro que você pode usar uma caderneta para anotar os dados
porém nestes aplicativos já te fornecerá os dados de macros e
calorias devidamente calculados e no MACROS após inserir
suas informações o app irá gerar a quantidade exata de calorias
que você precisará abater para emagrecimento.
Dica se pese todos os dias durante duas semanas, de
preferencia nu(a) e no mesmo horário e veja quanto perdeu, se
perdeu muito mantenha essa quantidade de calorias, se não
perder nada diminua 10% e se engordar reduza 20%, você
pode ter errado nos dados e ter gerado quantidade errada de
calorias para você então faça essas duas semanas de teste.

3 RECEITAS

Agora você já sabe quando precisa comer para emagrecer vamos listar receitas para você conquistar esse objetivo.

Serão 30 dias de receitas separadas em café , almoço , lanche e jantar que podem depois ser misturados e fazer infinitas variações, atenção a quantidade que coloco na receita pode estourar sua necessidade diária pois muda de pessoa para pessoa, portanto se necessário reduza a quantidade de gramas das porções ou aumente use a balança e o aplicativo macros para poder ajustar conforme sua necessidade caloria.

Todas as receitas são magras e visam emagrecer de forma saudável e gostosa, nenhuma receita apelas para mitos como low-carb, zero lactose ou medicações.

Informações C (carboidratos) P (proteína) G (gordura)

Dia 01

Café Pão dunkan
– 1 ovo
-1 col sopa de farelo de aveia

– 1 col sopa de iogurte desnatado (receita AQUI) OU 1 col sopa de água

– 1 col café de fermento em pó (de bolo)

– nem precisa de sal

Modo de preparo:

Junte todos os ingredientes e misture bem com um garfo ou mixer. Coloque em uma pequena travessa e leve ao microondas na potência alta por cerca de 2 minutos e 20 segundos.
Recheio: duas fatias de tomate e uma de mussarela
Cal: 161 P: 8g C: 13,7g   G: 9,9g

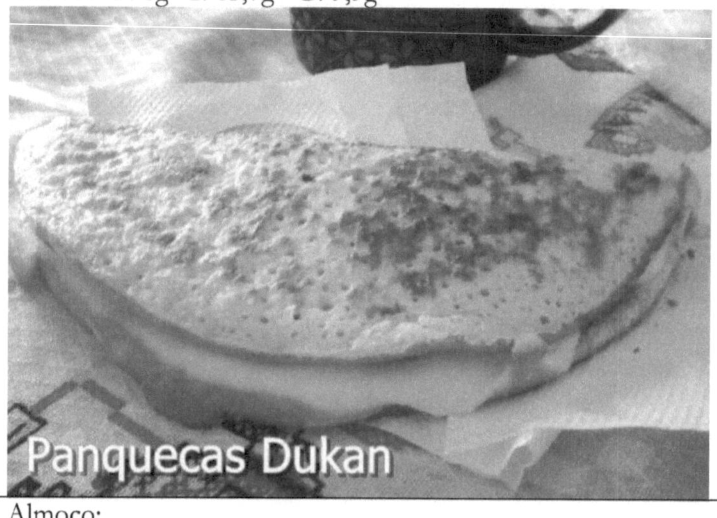

Almoço:

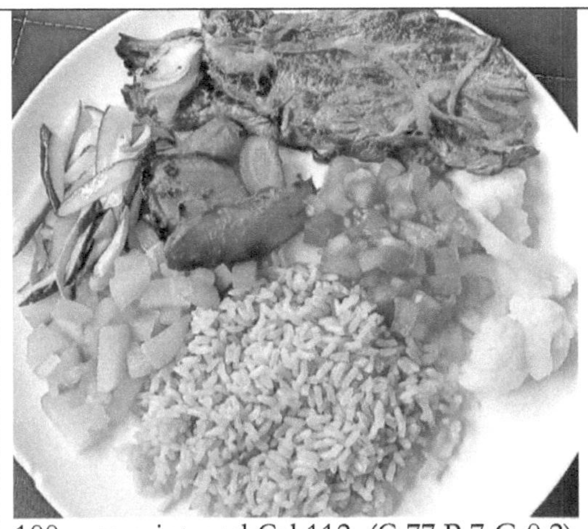

100g arroz integral Cal 112 (C 77.P 7 G 0.2)
2 fatias de tomate picadas Cal 5
100g Bife de patinho Cal 133 (C 0 P 22 G 4.5)
50g Chuchu cozido CAL 12 (C 2.6)
50g de brócolis cozido Cal 25 (C 4 P 1 G 0)
Tudo cozido sem excesso de sal e óleo.
287 Calorias totais.

Lanche

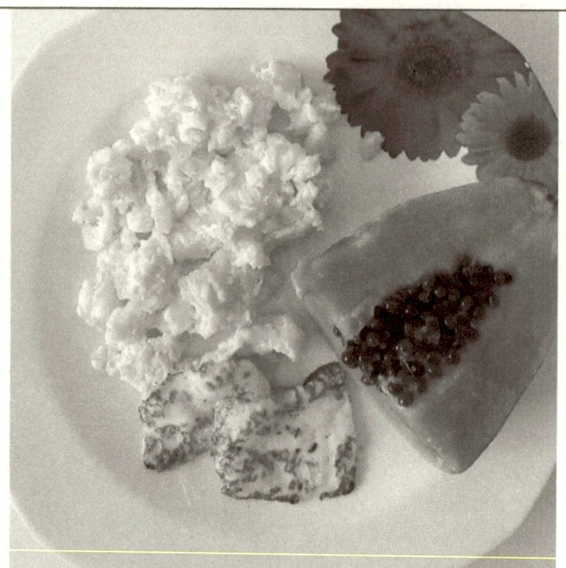

Dois ovos mexidos Cal 184 (C 1.2 P 12 G 13)
100g de mamão sem adição de açúcar Cal 46 (C 12.1)
30g de queijo opcional Cal 69 (C 1 P 5 G 4)
Calorias total 230 + queijo 300

Jantar

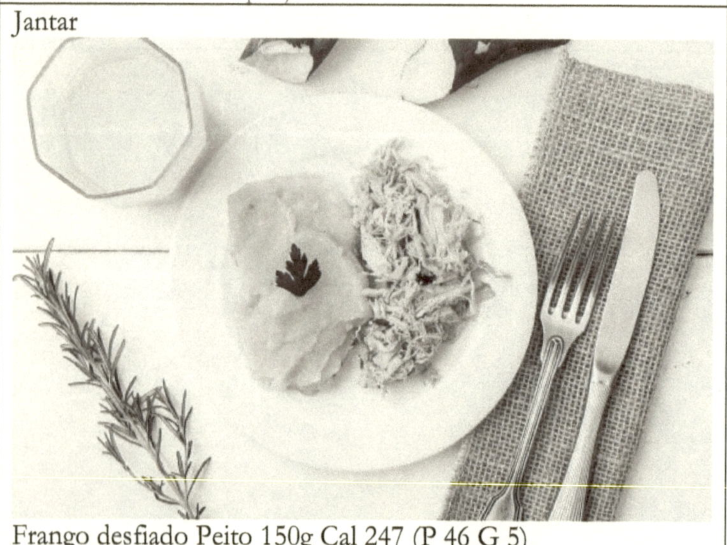

Frango desfiado Peito 150g Cal 247 (P 46 G 5)

Cozido e temperado sem tempero pronto, adicionei sal e
pimenta com cheiro verde.

Abobrinha paulista cozida 100g Cal 40 (C 10 P1)
Batata doce 80g Cal 68 (C16 P 1)
Abobrinha e a batata foram amassadas em um purê sem adição
de leite ou creme, podem muito bem ser consumidas cozidas
em pedaços, apenas deixamos esteticamente diferente.
Total 355 calorias
Total do dia: 1103 calorias.

Dia 02

Café

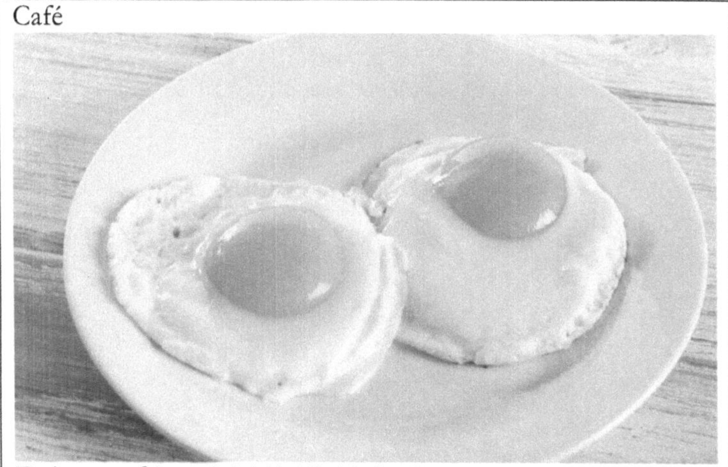

Dois ovos fritos Cal 160 (P 12 G 13)
1 Banana Nanica de 100g Cal 89 (C 22)
Total Calorias 249

Almoço

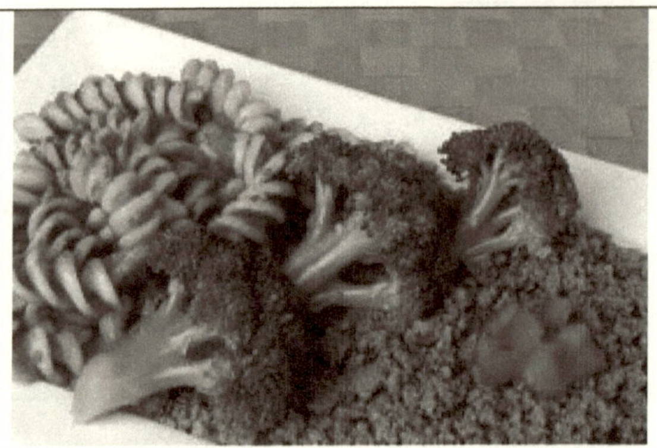

Macarrão integral sem extrato de tomate 100g Cal 124 (C 26.5 P 5)
Carne moída de patinho (sim deve ser de patinho) 100g Cal 219 (P 36 G 11)
Brócolis cozido e temperado com sal 100g Cal 25 (C 4 P 2)
Total de Calorias 368

Lanche
Use cheiro verde, pimenta do reino e sal para temperar o omelete.

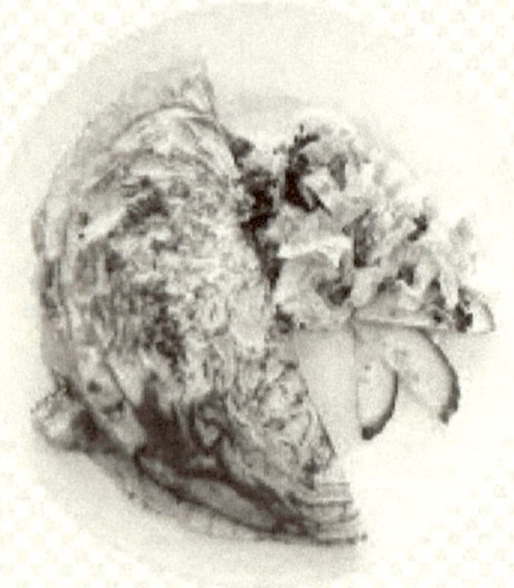

Omelete de dois Ovos Cal 160 (P 12 G 11)
Pão Dunkan (primeira receita do dia 1) Cal 130 (C 8 P 8 G 5)
Copo de Café sem açúcar Cal 0

Total de Calorias 290
Jantar

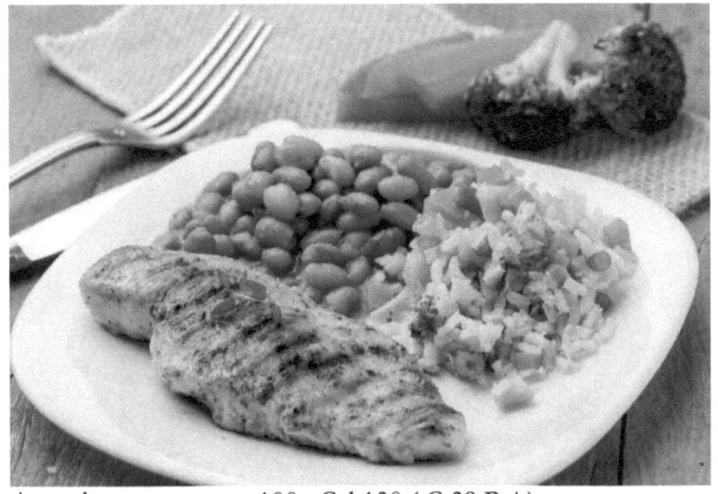

Arroz branco comum 100g Cal 130 (C 39 P 4)
Peito de frango grelhado 150g Cal 238 (P 48 G 5)
Feijão uma concha Cal 77 (C 14 P 4 :G 2)
Calorias Total 445
Todos temperados levemente no sal
Total do dia 1352kc

Dia 03

Café

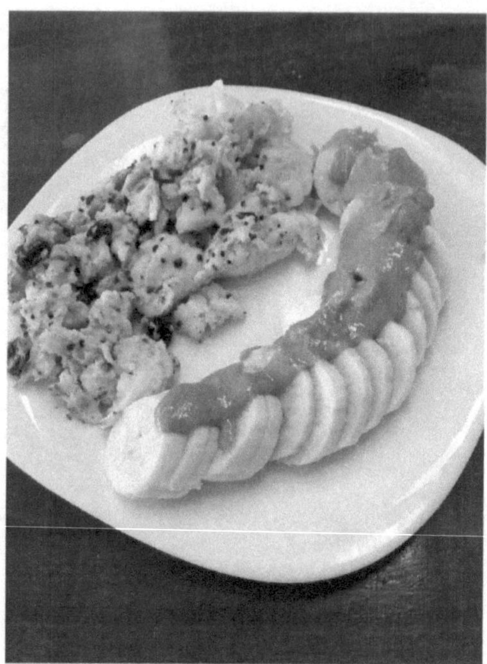

Omelete de 1 ovo inteiro tempere como preferir Cal 93 (C 0.4 P 6 G 7)
Banana de 100g Cal 88 (C 22 P 1 G)
Pasta de amendoim (compre pronta) 50g Cal 266 (C 5 P 15 G 20)
Total 447

Almoço

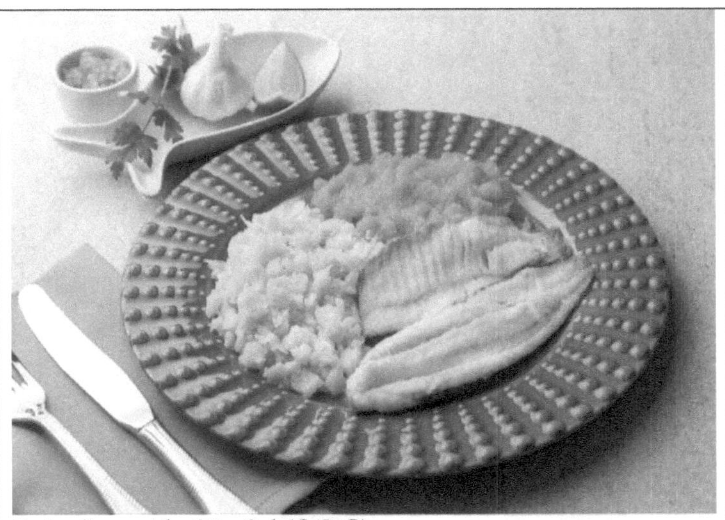

Brócolis cozido 80g Cal (C P G)
Abobora Japonesa 50g Cal (C P G)
File de Tilápia frito Cal 100g Cal (C P G)
Abobora deve ser cozida sem adição de açúcar, escoe toda
agua e tempere com ervas finas.
Mesmo procedimento para brócolis, cozinhe sem sal e tempere
após cozido.
De preferência para fritar a Tilápia na AirFryer, se não possui,
use óleos mais saudáveis como azeite.

Lanche

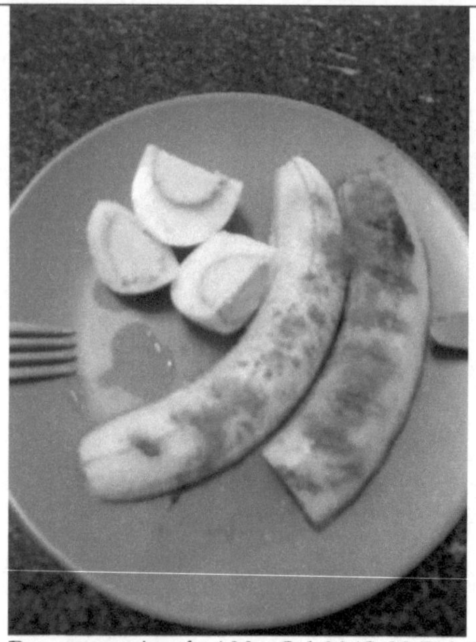

Banana nanica de 100g Cal 80(C 23 P 1 G)
Dois ovos cozidos Cal 140 (C P 12 G 10)
Tempere a Banana com canela em pó
T= 240k

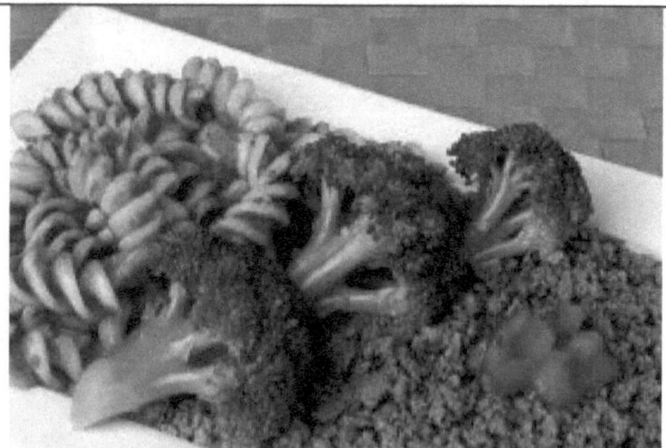

Jantar
Macarrão integral sem extrato de tomate 100g Cal 124 (C 26.5
P 5)
Carne moída de patinho (sim deve ser de patinho) 100g Cal

219 (P 36 G 11)
Brócolis cozido e temperado com sal 100g Cal 25 (C 4 P 2)

Dia 04

Café

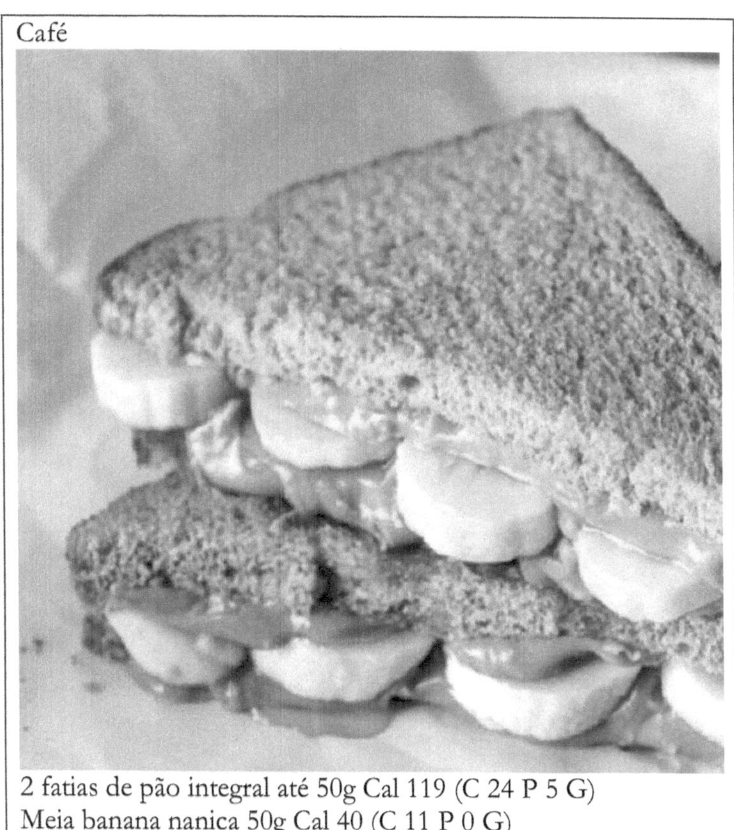

2 fatias de pão integral até 50g Cal 119 (C 24 P 5 G)
Meia banana nanica 50g Cal 40 (C 11 P 0 G)
Pasta de amendoim 50g Cal 280 (C 4 P 13 G 20)

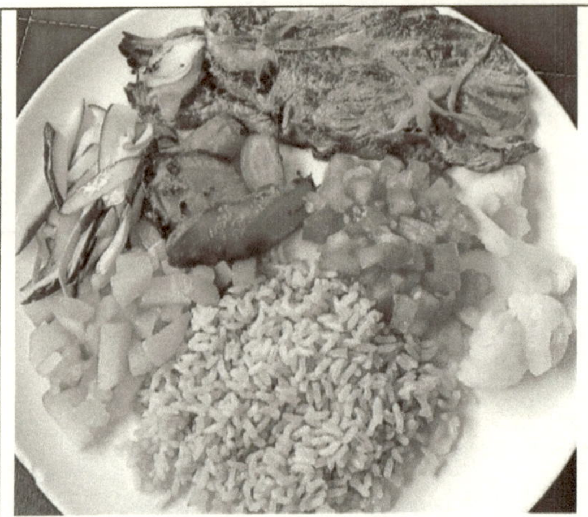

100g arroz integral Cal 112 (C 77.P 7 G 0.2)
2 fatias de tomate picadas Cal 5
100g Bife de patinho Cal 133 (C 0 P 22 G 4.5)
50g Chuchu cozido CAL 12 (C 2.6)
50g de brócolis cozido Cal 25 (C 4 P 1 G 0)
Tudo cozido sem excesso de sal e óleo.
287 Calorias totais.

Lanche

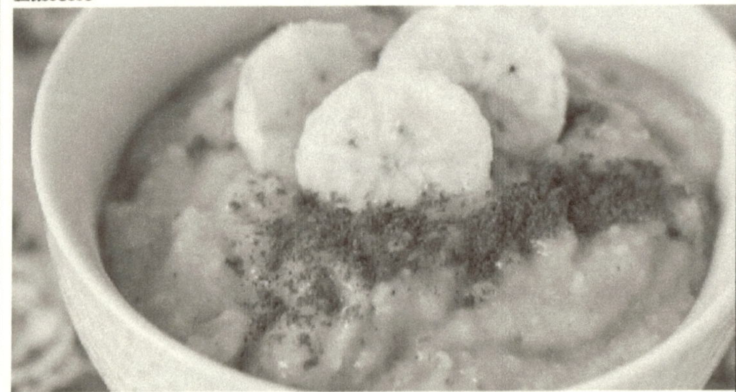

1 colher (sopa) farelo de aveia
1 colher (sopa) aveia em flocos
1 xícara (chá) leite desnatado

1 Banana
1 colher (chá) baunilha essência
1 colher (chá) adoçante
1 colher (chá) canela
Modo de preparo
Em uma panela, aqueça o leite e coloque o farelo e a aveia em flocos.
Mexa até engrossar.
Desligue o fogo e acrescente a essência de baunilha e o adoçante.
Corte 3 rodelas de banana e separe.
Amasse o restante da banana e acrescente ao mingau.
Sirva em um recipiente, polvilhe canela e enfeite com as rodelas de banana.
Calorias 220kcal (C 34g P 1)

Jantar

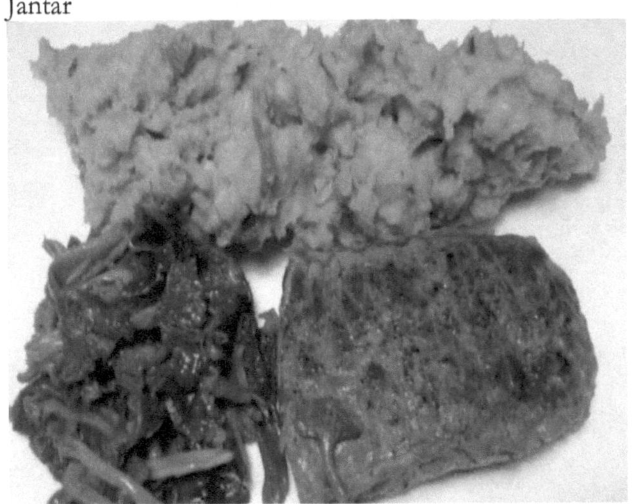

Batata doce cozida e amassada 100g Cal 87 (C P 2 G 20)
Bife de patinho frito 100g Cal 133 (C P 22 G 5)
Total de calorias do dia

Dia 05

Café

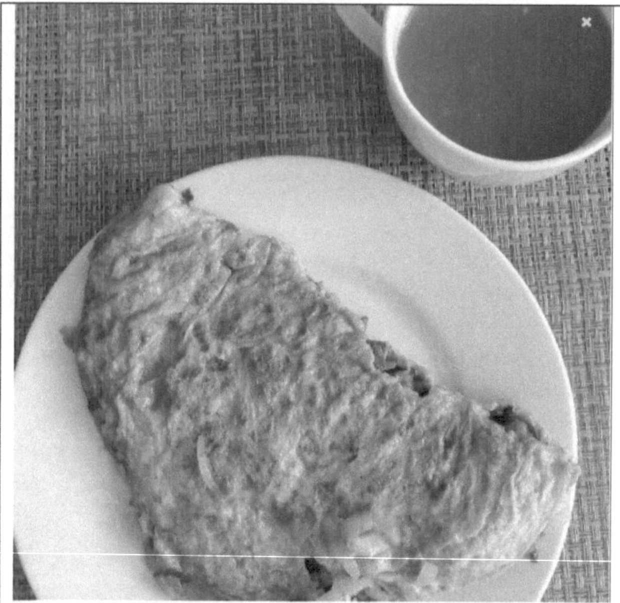

Café preto sem açúcar (use adoçante)
Omelete de dois ovos Cal 160 (P 12 G 13)

Almoço

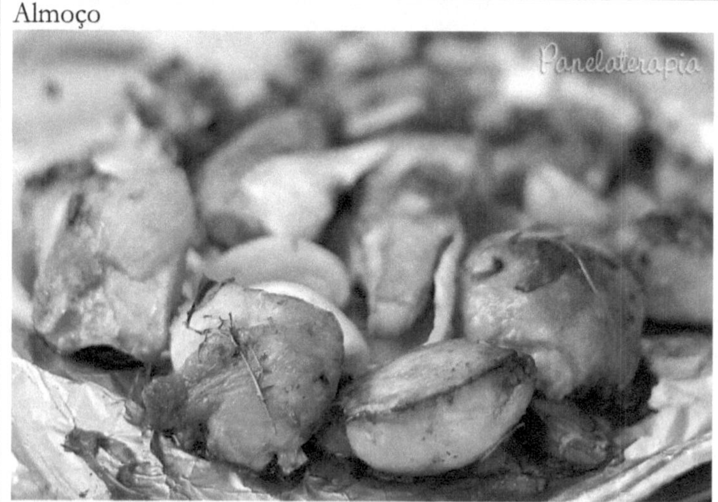

Frango a passarinho 100g frito ou grelhado Cal 250(C P 31 G)
Arroz integral 50g Cal 65(C 26 P 3 G)

Lanche

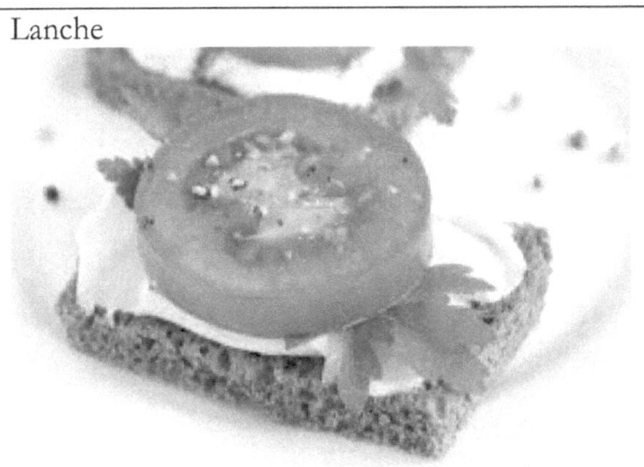

2 fatias de pão integral Cal 119 (C 24 P 5 G)
1 fatia de muçarela Cal 54 (C 1 P 3 G 5)
1 fatia de tomate Cal 2 (C P G)
100ml de iogurte Cal 51(C 7 P 6 G)

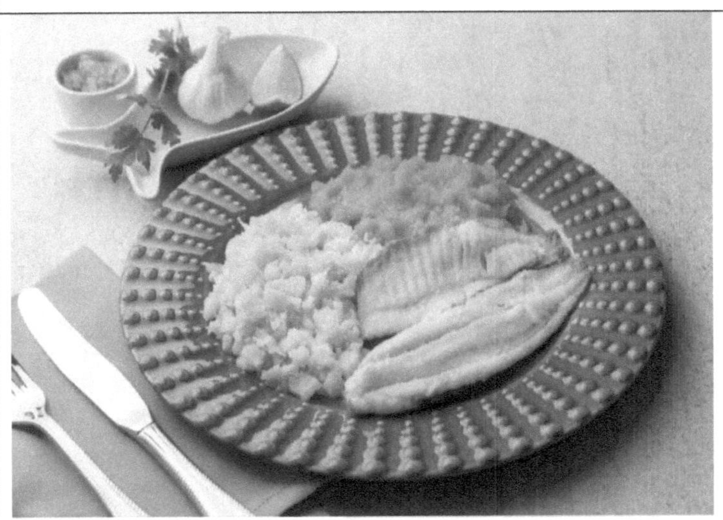

Brócolis cozido 80g Cal (C P G)
Abobora Japonesa 50g Cal (C P G)
File de Tilápia frito Cal 100g Cal (C P G)
Abobora deve ser cozida sem adição de açúcar, escoe toda
agua e tempere com ervas finas.

Mesmo procedimento para brócolis, cozinhe sem sal e tempere após cozido.
De preferência para fritar a Tilápia na AirFryer, se não possui, use óleos mais saudáveis como azeite.

Dia 06

Café

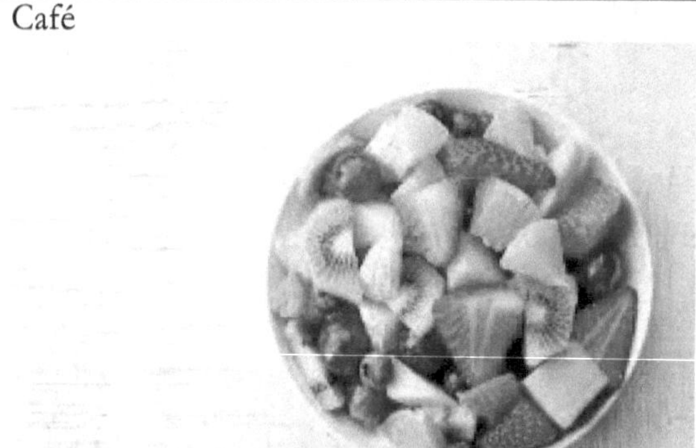

Salada de frutas, consuma até 250g totais de frutas neste dia, opte por frutas de sua preferência, não adicione nada além de frutas.
Como é de livre preferencia de frutas não há como estimar as calorias deste prato, use o app para medir aproximadamente quantas calorias foram consumidas.

Almoço

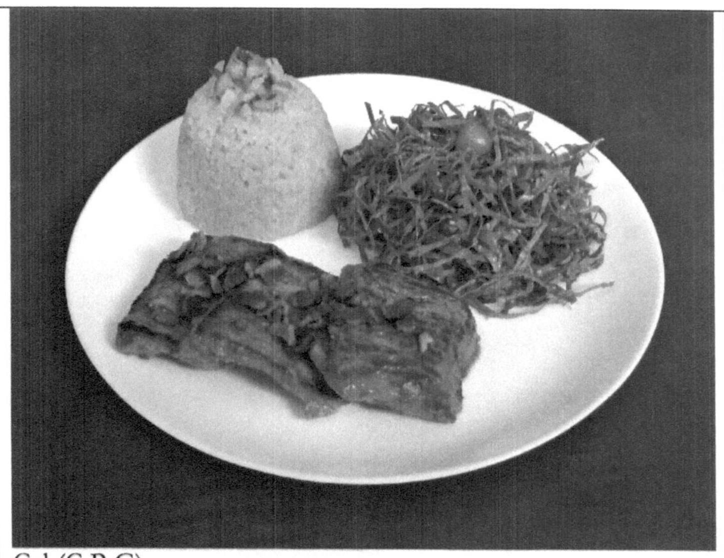

Cal (C P G)

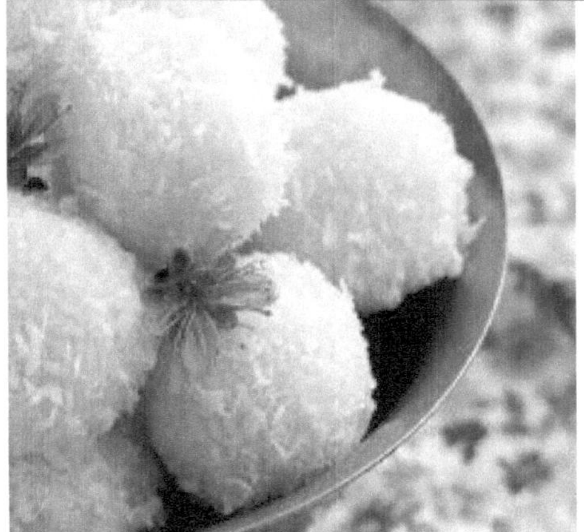

Lanche Brigadeiro proteico (apenas uma vez no mês ira dar 10 bombons que devem ser congelados e consumidos durante vários dias.)

Ingredientes:

1 lata de leite condensado

1/2 lata de leite ninho (200g) Desnatado

150g toddy

40g açucar

aprox. 200g de whey Protein

Modo de preparo:

Misture tudo em uma tigela e vá mexendo até virar uma massa uniforme, depois enrole e coloque na geladeira para endurecer.

Tabela nutricional: se fizer uns 10 bombons (bem grandes), cada um vai ter cerca de:

64g de carb, 30g prot. e 9g de gordura
Cal 300kcal

Jantar

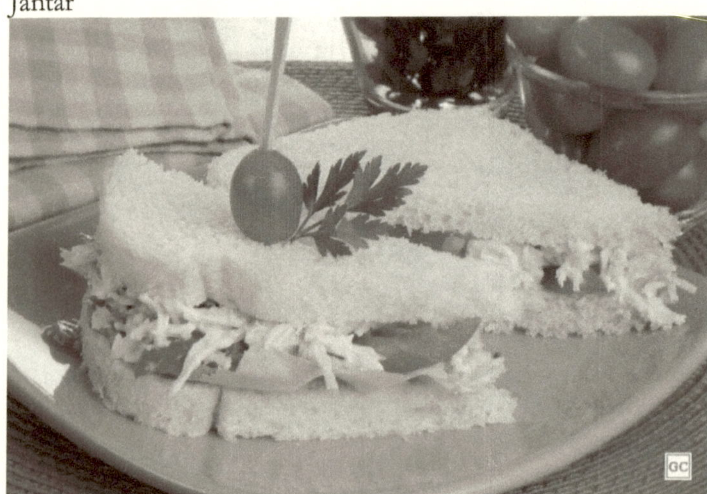

2 fatias e pão integral 50G
50g de peito de Frango desfiado e temperado
Tabela nutricional deste lanche já esta acima ele é bem simples

e nutritivo.
Salada a gosto
Nada de usar maionese.
Pode optar por requeijão light

Dia 07

Café
Sei que será propaganda gratuita, mas estou aqui para mostrar opções gostosas de dietas para se alimentar.

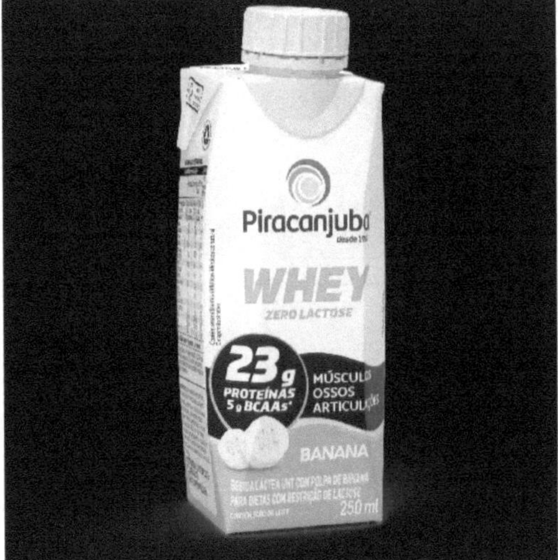

1 copo de 200ml 140kcal
Whey piracanjuba -Muito saboroso (caso não encontre pode fazer uma mistura de whey e leite desnatado).
1 banana média nanica 100g Cal 92(C 24 P G)

Almoço Quantidade que supera 6 refeições-Mantenha na geladeira.

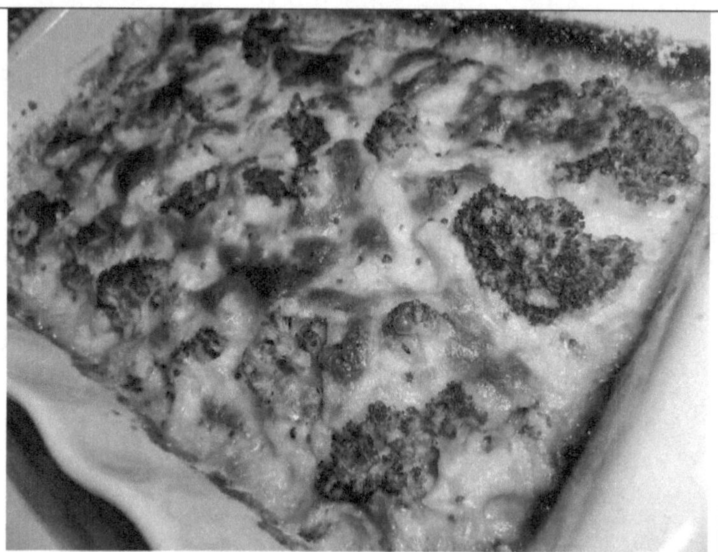

400 g de peito de frango em fatias

500 g de brócolis

1 vidro de molho de tomate temperado (ex: napoli barilla)

1 caixinha de creme de leite com soro 200 ml

1 pacote de de queijo para gratinar

sal, pimenta em pó, alho, pimentão vermelho (se preferir pode usar em pó)

orégano
azeite

Tempere o frango com alho, sal, pimenta e pimentão a gosto.

Refogue no azeite quente para pegar dourar.

Retire da frigideira e despeje em um pirex.

Na mesma frigideira refogue o brócolis cozido e adicione o creme de leite.

Tempere com um pouco de alho, deixe ferver um pouco e despeje no pirex com o frango espalhando o molho.

Despeje o queijo por cima e o orégano.

Leve ao forno preaquecido entre 15 a 20 minutos até dourar.

A quantidade de calorias vai depender da porção que você ingerir.

Basta pesar e dividir pela quantidade total da receita. Também é possível inserir a receita no myfitnesspal e no macros e eles dão exatamente a quantidade de calorias e macros que você está ingerindo na refeição.

100g média de 340kcal ---

Lanche

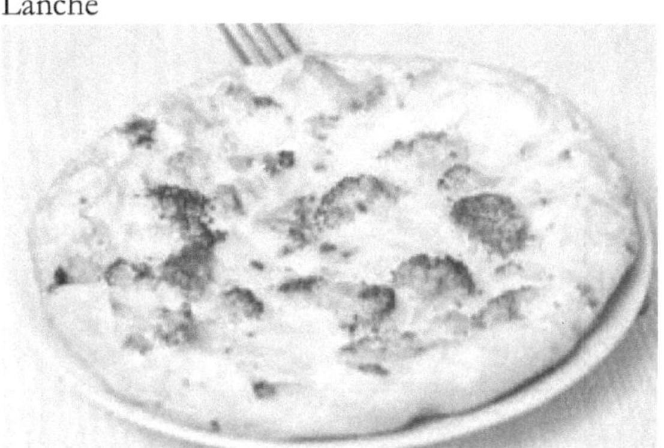

2 ovos inteiros em omelete 215kcal (C P 20 G 15)
50g de brócolis já cozido. 17kcal (C 4 P 1 G0)
Frite o omelete e misture na frigideira o brócolis.
Extremamente saboroso

Jantar

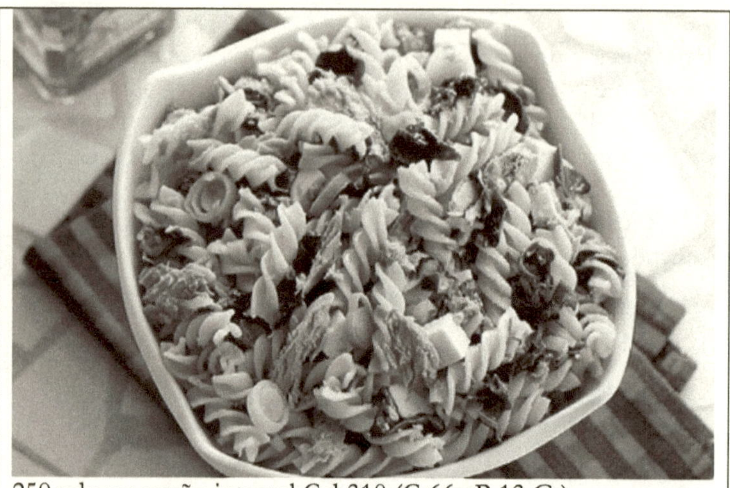

250g de macarrão integral Cal 310 (C 66g P 13 G)
85g de Atum (enlatado mesmo) Cal 167 (C P 18 G 9)

Dia 08

Café

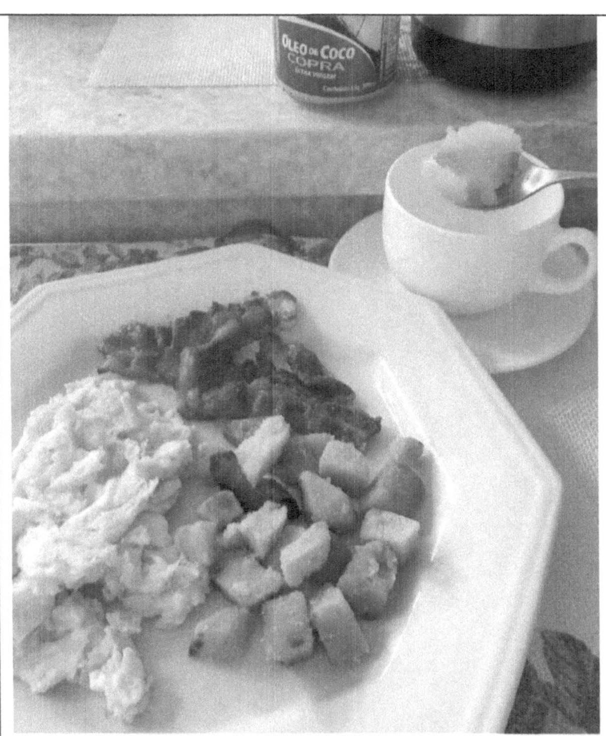

Batata doce com café e BACON
Isto mesmo bacon, mas quantidade moderada e limitada há apenas dois dias no mês;
50g de Batata doce. Cal 42 (C 10 P 1 G)
10g de bacon Cal 80 (C P 5 G 7)
1 ovo frito Cal 120 (C P 7 G 6)

Almoço

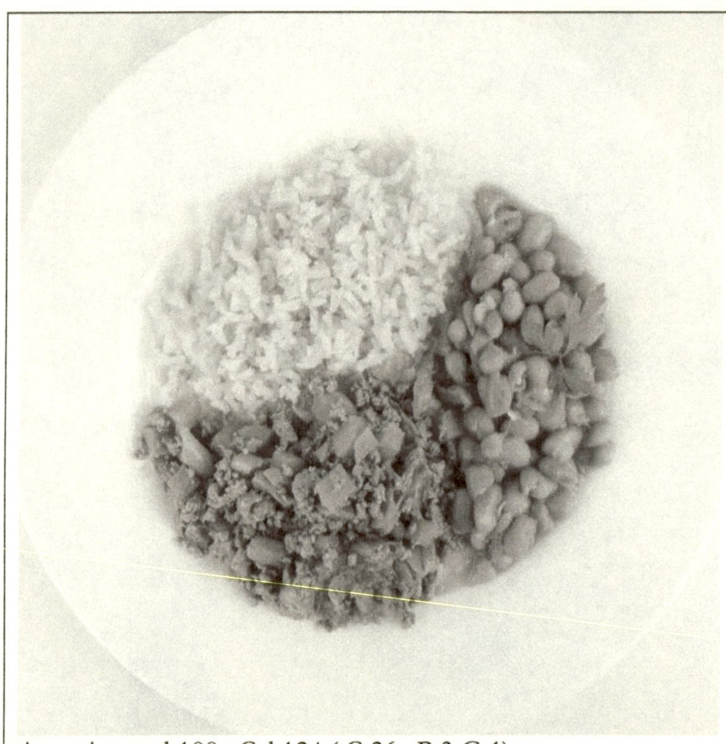

Arroz integral 100g Cal 124 (C 26g P 3 G 1)
Feijão carioca cozido 50g Cal 44 (C 5 P 2 G 2)
Patinho moído e temperado com legumes 80g Cal 110 (C P 20 G 5)

Lanche

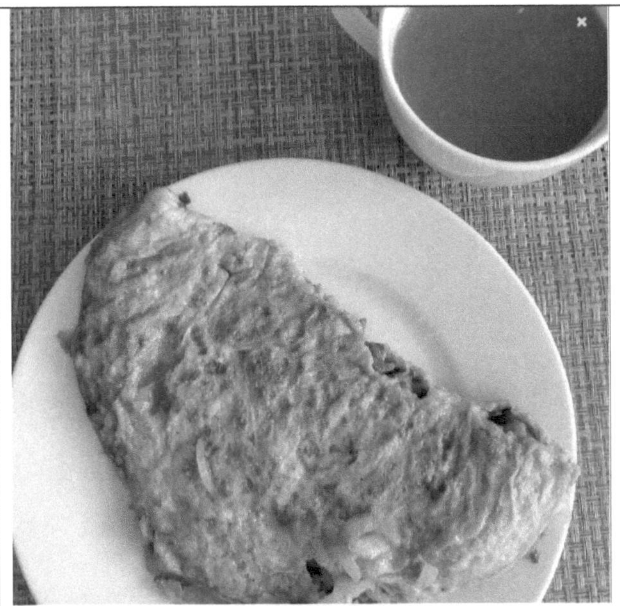

Café preto sem açúcar (use adoçante)
Omelete de dois ovos Cal 160 (P 12 G 13)

Jantar

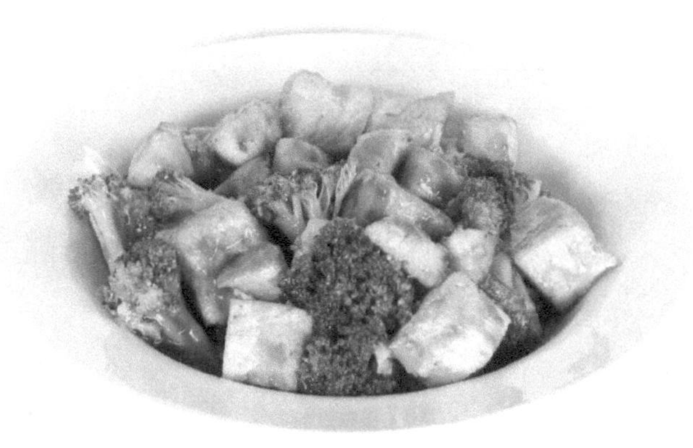

200g Brócolis cozido Cal 68 (C 14 P 3 G)
100g de peito de frango grelhado. Cal 149 (C P 32 G 2)

Dia 09

Café

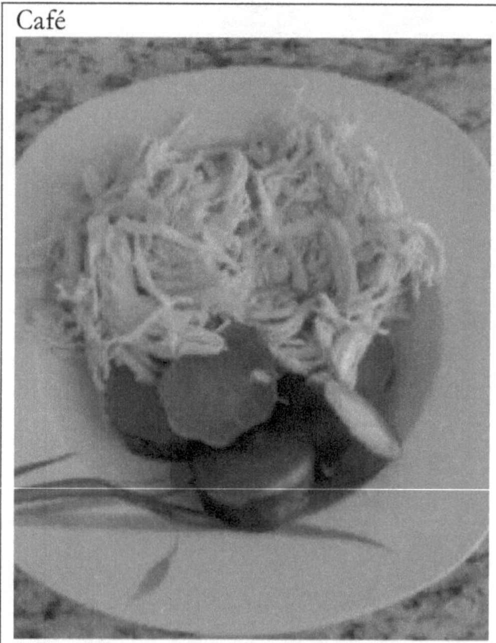

100g de batata doce Cal 80 (C 20 P 1 G)
100g de peito de frango cozido e temperado Cal 149 (C P 32 G 2)

Almoço

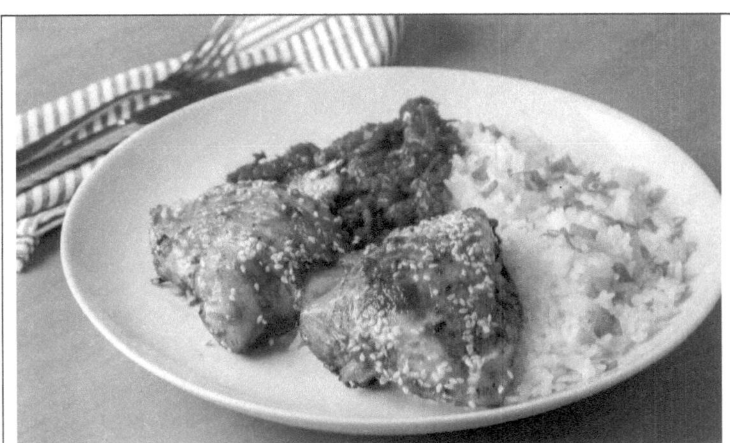

Arroz branco 100g cozido Cal 128 (C 28 P 3 G 1)
Beterraba salada crua ralada temperada cal 49 (C 11 P 5 G 4)
Frango grelhado 100g cal 159 (C P 32 G 30)

Lanche

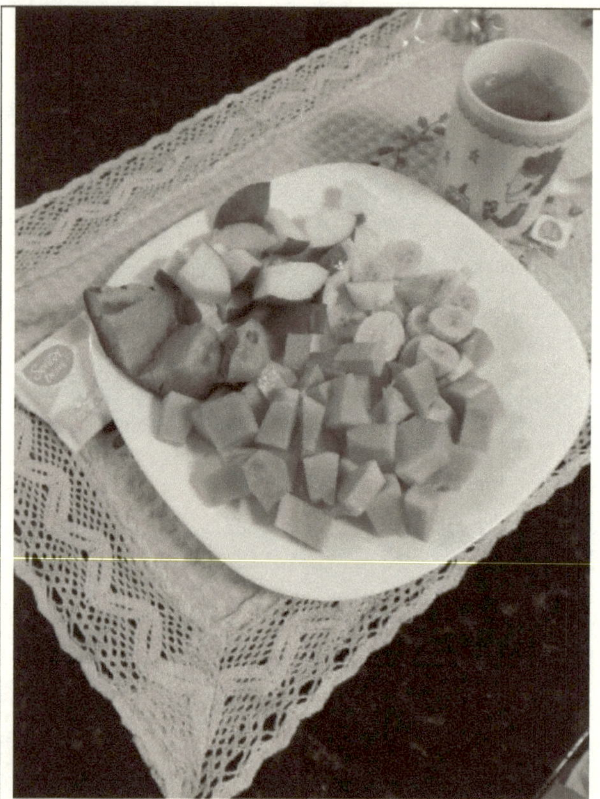

Mamão
Banana
Batata doce
Maça
Não ultrapasse o peso de 350g no total

Jantar Ingerir apenas 250g

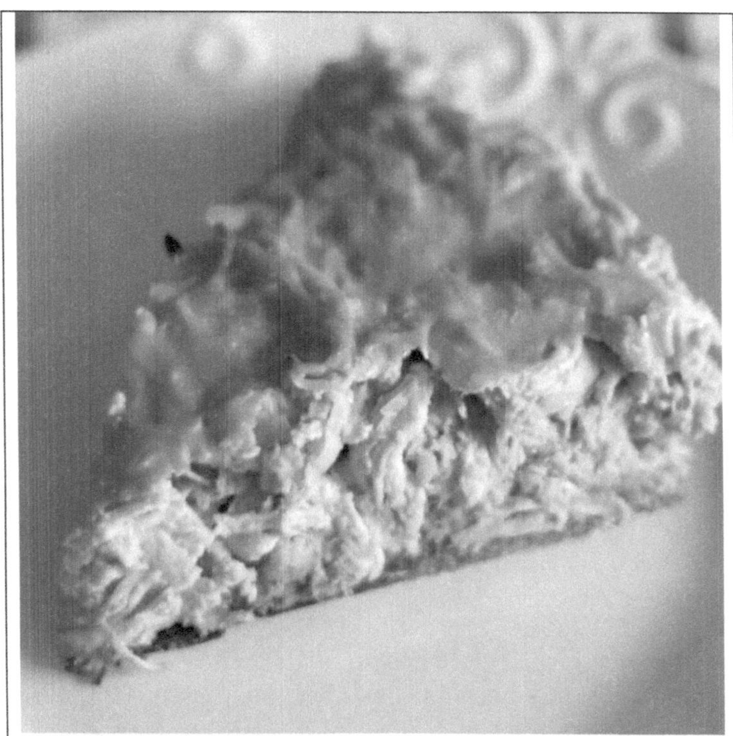

INGREDIENTES
1 peito de frango sem pele e com osso

1 cenoura

1 cebola

2 dentes de alho

1 folha de louro

2 colheres de sopa de azeite de oliva

2 alhos-porós

1 1/2 xícara de passata de tomate

200g de creme de leite light

2 ovos + 6 claras

1 iogurte desnatado

100g de aveia

100g de mistura pronta de farinha sem glúten

3 colheres de sopa de azeite de oliva

Sal

Papel manteiga

INSTRUÇÕES

Ferva o frango por 30 minutos em fogo médio junto com a cenoura, cebola, alhos e a folha de louro.

Retire da água e desfie o frango com a ajuda de dois garfos.

Em uma frigideira, adicione o azeite de oliva e cozinhe os alhos-porós.

Adicione o frango desfiado, a passata de tomate, o sal e misture bem.

Adicione a aveia, a mistura pronta, o iogurte, o azeite de oliva e o sal em uma tigela e misture bem.

Espalhe a massa em uma forma de fundo falso de 20 cm de diâmetro forrada com papel manteiga.

Em uma tigela, bata os ovos, o creme de leite light e sal.

Adicione a mistura de frango desfiado e misture bem.

Leve a mistura à forma.

Leve a forma ao forno pré-aquecido a 220 graus por 1 hora.

Dia 10

Café

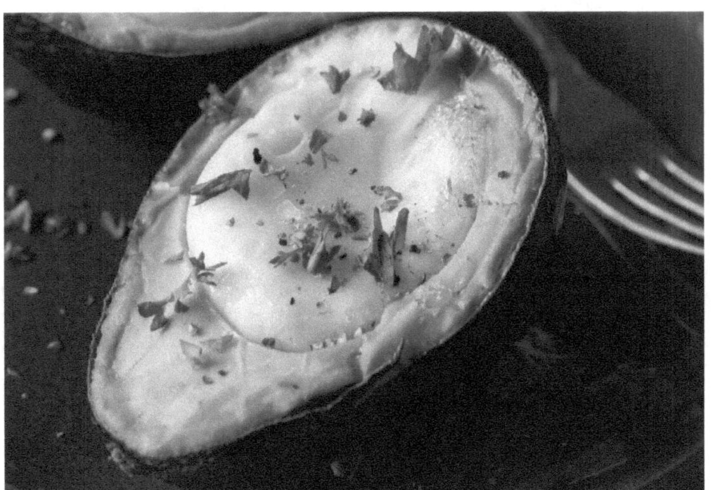

Meio abacate Cal 96 (C 12 P G 6)
1 ovo (os macros provavelmente vocês já devem saber nesta
parte do livro)
Ovo; Abacate (também vale usar avocado); Sal, pimenta, azeite
e ervas são opcionais para o tempero. Modo de preparo: corte
o abacate ou avocado ao meio. Retira a semente devagar,
mantendo o formado redondinho que ela deixa na fruta.
Quebre um ovo com delicadeza dentro desse buraquinho.
Você pode usar sal, azeite, ervas e pimenta a gosto por cima.
Coloque o abacate dentro de uma vasilha de vidro, de forma
que o ovo não derrame. Leve ao forno preaquecido até o ovo

cozinhar, por cerca de 20 minutos. Consumir na sequência....

Almoço

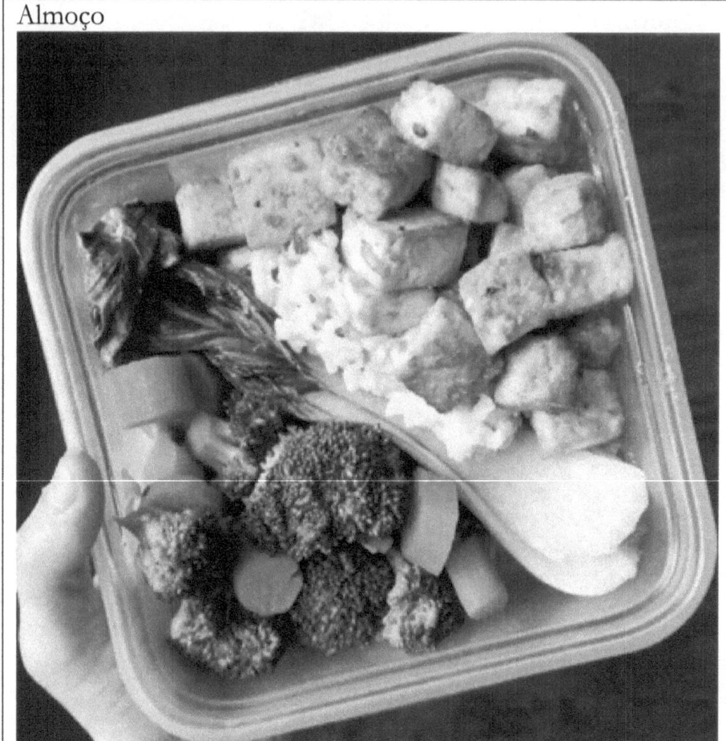

Frango grelhado 100g Cal 159 (C P 34 G 3)
Brócolis 50g Cal 17 (C 2)
Cenoura 50g Cal 20 (C 10)

Lanche

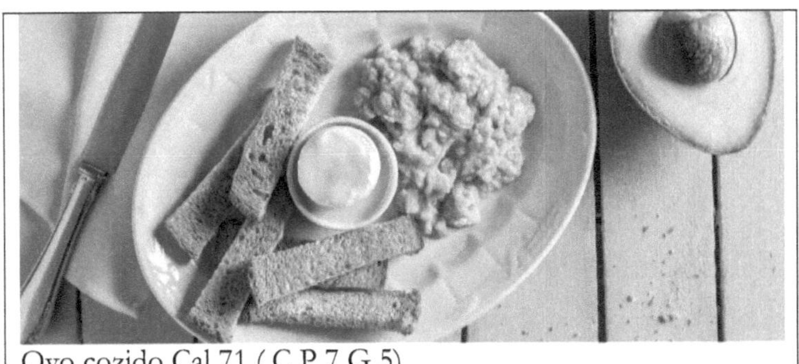

Ovo cozido Cal 71 (C P 7 G 5)
1 fatia de pão integral
100g de brócolis cozido

4 FLEXIBILIDADE DOS PRATOS

Apresentamos para você 40 pratos, estes 40 pratos e receitas agora devem ser misturados e usados para seu mês inteiro.

Basta alternar os dias e mesclar as receitas usando recomeçando as dietas do dia um a partir do dia 11, e no dia 21 você alterna suas receitas mudando livremente trocando a opção do jantar pelo almoço.
Em breve poderemos lançar mais um livro com mais 40 receitas para aumentar o leque, continue nos seguindo no instagram para receitas diárias.

Obrigado nos nos acompanhar até aqui e espero que desfrute de uma vida mais saudável.

SOBRE O AUTOR

VICENTE&CRUZ é um casal que escolheu mudar de vida juntos, através do treino e da alimentação e decidiu lançar um livro onde dá opções de alimentação dentro de uma área onde há poucas opções palatáveis, provando que no mundo para emagrecer você não precisa optar entre cortar nada de sua vida.